Seife selber machen für Einsteiger

Schritt für Schritt Ihre Naturseife ganz leicht selber sieden für eine hautschonende, umweltfreundliche und natürliche Körperpflege

Luisa Moschner

INHALT

Das erwartet Sie in diesem Buch

Mist! Schon wieder stehen Sie in der Drogerie und sind völlig überfordert. Volle Regale, bunte Farben, süße Düfte, unterschiedlichste Marken sind vertreten. ‚Seife' haben Sie auf Ihre Einkaufliste geschrieben. Sie sehen sich mit großen Augen um. Flüssigseife, Shampoo, Seifenbars, feste Seife, Kernseife, Körperpeeling, ziemlich groß die Auswahl. Für den Körper soll sie sein, daher suchen Sie nach dem Geruch aus. Himbeere, Olive, Avocado, Citrus, vielleicht schauen Sie doch besser noch einmal auf die Inhaltsstoffe. Gut verträglich sollte sie sein und natürlich. Auf der Rückseite der Packung steht ja alles drauf. „Aqua, Citric Acid, Sodium Laureth Sulfate", Sie hören auf, zu lesen, und geben auf. Die Seife zu Hause reicht bestimmt noch für ein paar Tage. Da muss es doch auch eine andere Alternative geben?

Die gibt es, selbst machen lautet die Devise. Wenn Sie bis jetzt noch nicht darüber nachgedacht haben, ist das überhaupt nicht schlimm. In diesem Buch bekommen Sie alles vermittelt, was Sie benötigen. Es soll Sie nicht nur motivieren, sich selbst an der Seifenherstellung zu versuchen, sondern auch zeigen, wie einfach es geht und wie viel besser es ist, als Produkte zu kaufen. Dabei sind die Möglichkeiten genauso vielfältig und der Kreativität sind keine Grenzen gesetzt. Entscheiden Sie selbst darüber, was Sie an Ihre Haut lassen und worauf Sie verzichten möchten. Hierbei erfahren Sie genau, wie es funktioniert, und Sie werden Schritt für Schritt verständlich angeleitet.

Ich möchte Ihnen zeigen, wie viel Spaß die Herstellung bringen kann, mit zahlreichen Rezepten zum Anregen und Nachmachen. Mit viel Freude sage ich also: „In die Küche, fertig, los!".

Warum Naturkosmetik?

Dem Begriff Naturkosmetik sind Sie bestimmt schon einmal begegnet. Sicher haben Sie auch gewisse Vorstellungen, was darunter zu verstehen ist. Vielleicht haben Sie sogar schon überlegt, sich damit auseinanderzusetzen oder verwenden bereits Produkte dieser Art. Falls nicht, ist jetzt der perfekte Zeitpunkt, sich damit kurz und verständlich zu befassen.

Wenn man Seife selbst herstellen möchte, geht das meist automatisch mit Naturkosmetik einher. Auch wenn der Begriff rechtlich nicht genau definiert oder geschützt ist, so lassen sich doch einige Eigenschaften daraus ableiten. Heutzutage und auch in Zukunft wird die Bandbreite an Kosmetika, vor allem chemischen Ursprungs, deutlich zunehmen. Umso wichtiger ist es, sich Gedanken darüber zu machen, ob man nicht ein wenig zum Ursprung und somit zu herkömmlichen, natürlichen Stoffen zurückkehrt, um hauptsächlich auch den eigenen Körper zu schützen und zu pflegen. Mittlerweile ist es nicht mehr schwer, sich über das Thema zu informieren oder Erfahrungen damit zu machen.

Die alternative Lebensweise, sei es Veganismus, Minimalismus oder der Zero-Waste Lebensstil, boomt. Die einzige Schwierigkeit hierbei besteht darin, den Überblick nicht zu verlieren. Wie der Name schon vermuten lässt, handelt es sich dabei um etwas aus der Natur, das heißt, zum Beispiel Rohstoffe natürlichen Ursprungs, demnach solche, die in der Natur unverändert vorkommen. Auch gemeint sind Stoffe, die kontrolliert biologischem Anbau entstammen und wieder biologisch, demzufolge ohne Hilfsmittel, abgebaut werden können. Um es dem Verbraucher einfacher zu machen, werben viele Marken mit mehr oder weniger vertrauenswürdigen Siegeln.

„Um wirklich sicherzugehen, dass Ihre Lieblingsmarken auch auf Nachhaltigkeit, recycelbare Verpackungen und natürliche Inhaltsstoffe achten, sollten Sie Siegel zurate ziehen. Wer einen nachhaltigen Lebensstil führen möchte, kommt an Naturkosmetik nicht vorbei. Sie garantiert Ihnen, dass sich keine schädlichen Inhaltsstoffe in Ihren Beauty-Produkten verstecken und das Unternehmen versucht, möglichst nachhaltig zu produzieren." Die wichtigsten Siegel sind daher: „NATRUE Siegel, Demeter Siegel, BDHI-Siegel, Eco-Cert Siegel".

Vorteile
selbstgemachter Seife

Um dem großen Wirrwarr entgehen zu können, bietet es sich an, seine Produkte einfach selbst herzustellen. Achten Sie dabei trotz alledem möglichst darauf, natürliche, nachhaltige und fair produzierte Inhaltsstoffe zu verwenden. Biologisch, natürlich oder vegan? Die Liste an Begriffen, welche für Naturprodukte stehen sollen, ist endlos und sorgt nicht selten für vollkommene Verwirrung. Deshalb gibt es für Sie nun einen kurzen Überblick, worauf es wirklich ankommt und wie das mit Ihrer Seifenherstellung zusammenhängt. Wenn

Sie Seife für sich selbst herstellen, hat das vor allem den Vorteil, dass sie individuell auf Sie zugeschnitten ist und Sie hinterher genau wissen, was drin ist und was nicht.

Wird etwas für den Markt produziert, so muss es Profit bringen. Dies gelingt am besten, wenn die Produktion billig und schnell funktioniert. Bei der eigenen Herstellung stehen dahingegen das Endprodukt und die Person im Mittelpunkt. Naturkosmetik muss nicht immer teuer sein. Oft steckt im Produkt mehr drin als notwendig und auch die Marke wird nicht selten mitbezahlt. Stellen Sie die Seife eigenhändig her, so sind weitgehend die Grundzutaten enthalten, welche für jedermann erschwinglich sind. So entstehen nach diesen Rezepten feste Seifen. Diese haben einige Pluspunkte:

Im Gegensatz zu Flüssigseifen sind sie nicht synthetischen Ursprungs und haben den Standard qualitativ hochwertiger Öle und Fette. Wie Sie in dem späteren Punkt der Wirkung von Seife noch nachlesen können, so wird bei dem chemischen Prozess der Verseifung ein Alkohol frei, das sogenannte Glycerin. „Bei der industriellen Herstellung wird dieses oft entfernt. Glycerin bindet Wasser und verwandelt unsere Naturseifen in ein hochwertiges Pflegeprodukt." Bei der eigenen Seife bleibt es typischerweise erhalten, was unserer Haut und unseren Haaren zugutekommt. Es bindet nicht nur die nötige Feuchtigkeit, sondern schützt auch zuverlässig die natürliche Zellbarriere.

Allgemein haben feste Seifenstücke eine Reihe an positiven Eigenschaften. Ein weiterer Vorteil fester Seife ist, dass sie keine synthetischen Zusätze wie Parabene, Tenside oder Silikone beinhalten, wie sie zum Beispiel in Shampoos vorkommen und dort die Haare unnötig beschweren. Die reinweg natürlichen Inhaltsstoffe ermöglichen einen perfekten pH-Wert für Ihre Haut. „Entgegen der landläufigen Meinung sind gerade feste Seifen wesentlich sanfter zur Haut, da sie einen basischen pH-Wert besitzen, der sich durch Wasser sehr schnell neutralisiert. So hat die feste Seife den idealen pH-Wert für die Haut und wirkt zudem stark rückfettend, was sie besonders mild und verträglich macht. Dagegen sind gerade Flüssigseifen aufgrund der synthetischen Stoffe häufig nicht rückfettend und greifen so den Säureschutzmantel der Haut stärker an."

Wie Sie es sich vielleicht schon denken können,

hängt die Benutzung und Herstellung fester Seife auch eng mit dem Gedanken zusammen, viel Müll zu vermeiden. Da Sie die Seife direkt zu Hause herstellen können und sie nicht unnötig verpackt und transportiert werden muss, kommt das unserer Umwelt sehr zugute. Zusätzlich können Sie sich sicher sein, dass Ihre selbstgemachte Seife die Umwelt nicht mit Stoffen wie Mikroplastik belastet. Bestimmt haben Sie beim Waschen auch schon einmal die Situation erlebt, dass Sie pumpen und pumpen und feststellen, dass Ihre Flüssigseife schon wieder einmal leer ist.

Wie lange hält denn überhaupt eine feste Seife? Da bei der Benutzung flüssiger Seife häufig schlecht dosiert werden kann, ist das Verwenden eines Seifenstücks wesentlich sparsamer. Bei der richtigen Anwendung ist sie sehr ergiebig und reicht je nach Art der Seife bis zu mehreren Wochen. Sind Sie erst einmal richtig im Seifen-Fieber, so sehen Sie schnell, dass viele Reinigungsmittel durch ein Stück Seife ersetzt werden können. Sie können sie für viele Anwendungsgebiete herstellen und sparen dabei vor allem eine Menge Platz.

Was Seife ist und wie wirkt sie

So viele verschiedene Seifen es gibt, so unterschiedlich sind auch ihre Zusammensetzungen. So eine Seife ist schon eine Wissenschaft für sich, oder? Mit dem Gedanken liegen Sie zwar nicht ganz falsch, doch so schwer ist das gar nicht zu verstehen. Schauen wir uns doch einmal kurz gemeinsam an, was überhaupt in einem Seifenstück so alles drinsteckt.

Seife ist genaugenommen eine chemische Verbindung. Sie besteht aus Salzen und Fettsäuren. Reagieren diese nun mit Natrium, also wie in unseren

Rezepten mit einer Natronlauge, so entsteht eine feste Seife, auch Seifenstück genannt. Im Gegensatz dazu reagiert das Ganze mit Hilfe von Kalium zu einer flüssigen Seife, diese wird auch Schmierseife genannt. Um diese Fettsäuren gewinnen zu können, benötigt man Fette. Diese können tierischen oder pflanzlichen Ursprungs sein, was an sich keine Rolle spielt. Mit beidem lässt sich eine funktionierende Seife herstellen. Bei der Reaktion mit Natrium wird das zuvor gebundene Glycerin frei. Bei der industriellen Herstellung wird dieses oft mit einem Filterverfahren aufgefangen und entfernt. Da es bei der Herstellung eigener Seife zu Hause zu aufwändig wäre und das Glycerin positive Eigenschaften mit sich bringt, bleibt es in Ihrer Seife erhalten.

Bei der fertigen festen Seife ergibt sich ein Teil der wasserlöslich und ein Teil der nicht wasser-, dafür aber fettlöslich ist. Das ist wichtig, da sie sonst als Reinigungsmittel nicht wirken könnte. Wenn wir uns einmal den Schmutz auf der Haut hernehmen, so ist dieser häufig ein Fett. Wasser allein kann diesen oft nicht lösen. Da sich die Seife allerdings geringfügig mit dem Schmutzfilm verbindet, werden die Verunreinigungen gelöst und beim Waschen abgetragen. Damit dieser Vorgang funktioniert, setzt die Seife die Oberflächenspannung des Wassers außer Kraft.

Um sich den Vorgang besser vorstellen zu können, ist es möglich, für Sie zu Hause ein kleines Experiment zu machen. Nehmen Sie sich zwei Gläser mit Wasser. Legen Sie auf die eine Wasseroberfläche einen Wollfaden. Ist nur reines Wasser in dem Glas, hält die vorhandene Oberflächenspannung den Faden oben. Geben Sie nun ein wenig Seife in das zweite der beiden Gläser und legen danach einen Wollfaden darauf, geht dieser mit der Zeit unter. Das Gleiche können Sie versuchen, indem Sie Öl in das Wasser geben und danach Seife zusetzen. Sie werden sehen, dass sich das Öl erst mit Hilfe der Seife im Wasser lösen lässt.

Milde Seife unterstützt dabei die Eigenschaften der Haut. Benutzen Sie eine aggressivere Seife, beispielsweise um hartnäckigen Schmutz zu entfernen, kann es passieren, dass Sie auch den Schutzmantel der Haut, also den körpereigenen Fettfilm, mit angreifen. Üblicherweise wird dieser jedoch nach ungefähr 30 Minuten wieder nachgebildet sein. Eine übliche Seife reicht zudem aus, um 99 % der Keime von Händen und Körper abzuwaschen und steht damit anderen Flüssigseifen im Thema Hygiene um nichts nach.

Dabei stellt sich häufig die Frage, ob Glycerin die Haut nicht eigentlich austrocknet?

Jein, die Wirkung von Glycerin muss man individuell betrachten. Es stimmt, dass der Stoff Feuchtigkeit entziehen kann. Das passiert allerdings nur, wenn er das nötige Wasser nicht aus anderen Quellen erhält. In Seifen wirkt das Glycerin erst ab einer Dosierung von 10 - 30 % austrocknend. In Ihrer selbstgemachten Seife wird die Konzentration jedoch nicht mehr als 3 - 5 % betragen. Um sicherzugehen, dass es die entsprechend positiven Eigenschaften entfalten kann, sollten Sie immer sichergehen, dass in Ihrer Seife ausreichend feuchtigkeitsspendende Öle enthalten sind.

Vorbereitung

SICHERHEITSHINWEISE

Auch wenn das Seifensieden noch so viel Spaß macht und man unzählige Anleitungen findet, um sie selbst zu Hause herzustellen, sollte man nie vergessen, dass es sich um chemische Vorgänge handelt. Deshalb ist es von besonderer Bedeutung, dass man gewisse Vorsichtsmaßnahmen einhält und sich bei Unklarheiten mit Hilfe von Fachliteratur beliest. Die meisten Gefahren können Sie von Anfang an ausschließen, wenn Sie sich an folgende Regeln halten:

Beginnen Sie mit der Seifenherstellung nie ohne eine gründliche Vorbereitung oder Anleitung, vor allem dann, wenn Sie bisher keine Erfahrungen damit haben. Am geeignetsten ist es, wenn Sie bereits vor

Beginn alle Utensilien und Zutaten vorbereiten und genau abwiegen. In dem Bereich, wo Sie arbeiten möchten, sollten Sie Zeitung oder ähnliche Unterlagen auslegen, um Spritzer aufzufangen. Ihre Haare sollten Sie zusammenbinden und Schmuck an Händen und Armen abnehmen.

Während des gesamten Vorgangs im Umgang mit der Laugenherstellung und der fertigen Natronlauge sollten eine Schutzbrille und Handschuhe getragen werden. Wenn Sie wollen, können Sie ebenfalls eine Schutzmaske tragen, um das Einatmen giftiger und schädlicher Dämpfe zu vermeiden. Zu beachten ist, dass bei der Laugenherstellung Temperaturen von bis zu 85 °C erreicht werden. Bei der Herstellung fester Seifen mittels des Kaltverfahrens verwendet man Natriumhydroxid. Umgangssprachlich wird es auch Ätznatron genannt. Wie der Name schon vermuten lässt, handelt es sich dabei um einen stark ätzenden Stoff. Bei dem Vorgang sollten Sie unbedingt darauf achtgeben, dass sich keine Tiere oder Kinder in der Nähe aufhalten. Wenn die Möglichkeit besteht, sollte das Verfahren an der Luft, zum Beispiel im Garten oder auf dem Balkon, durchgeführt werden. Alternativ eignet sich auch ein gut

belüfteter Raum. Bei Augen- oder Hautkontakt sollten Sie die Stelle schnellstmöglich mit lauwarmem
Wasser abspülen. Das sollte unter keinen Umstän-
den unterschätzt werden.

Allein ein einziger Tropfen kann bereits zur Er-
blindung führen. Entgegen der häufigen Empfehlung
eignet es sich nicht, die Stelle mit Essig abzuwaschen, da dieser zusätzliche Reizungen verursachen
kann. Achtung! Sollten Sie Granulat auf die Haut bekommen, klopfen Sie dieses ab und spülen Sie kein
Wasser darauf. Dies würde die Reaktion anregen.

Das Granulat wird immer langsam unter Rühren
in das Wasser gegeben, nie umgekehrt. Ansonsten
entsteht eine unkontrollierbare Reaktion. Zum
Schutz sollte zusätzlich lange Kleidung getragen
werden. Hinterher sollten alle verwendeten Utensilien mit Wasser und beispielsweise Essig gut gesäu-
bert werden. Auch in Zukunft ist es von Vorteil, sie
ausschließlich für die Seifenherstellung zu benutzen.
Bedenken Sie außerdem, dass auch der fertige Seifenschleim ätzend wirken kann. Um alle Gefahren
auszuräumen, müssen Sie die nötige Konzentration
aufbringen. Planen Sie deshalb eine Zeitspanne von
ein   bis   zwei   Stunden   und   zusätzliche

Vorbereitungen ein.

UTENSILIEN

Da die Seifenherstellung stark ans Kochen erinnert, brauchen Sie Utensilien, die auch sonst eher in der Küche zu finden sind. Vorab möchte ich Ihnen empfehlen, auch wenn diese mit Essig und Wasser hinterher gereinigt werden können, sie nur zur Seifenherstellung zu verwenden.

Wie in den Vorsichtsmaßnahmen später beschrieben, sollten Sie unbedingt Schutzkleidung tragen. Verzichten Sie bitte nicht auf eine schützende Brille und Handschuhe. Zusätzlich können Sie eine Mund-Nasen Maske anlegen. Lange Kleidung schützt Sie zudem vor Spritzern. Für die eigentliche Herstellung sollten Sie die Utensilien alle vorbereiten. Neben Ihren Zutaten brauchen Sie demnach Folgendes:

Einen Pürierstab, dieser darf auch gern schon älter sein oder SecondHand bzw. auf einem Flohmarkt gekauft. Da er nur für den Seifenschleim und nicht für Lebensmittel benutzt wird, reicht ein ganz einfacher, gebrauchter Stabmixer aus. Eine Küchenwaage, die nur zum Abwiegen benutzt wird und im

Normalfall danach auch weiter für Lebensmittel und Co. benutzt werden kann. Natürlich sollte sie auf Spritzer untersucht und nach dem Prozess gründlich gereinigt werden. Sie benötigen Ätznatron, dieses kann im Internet bestellt oder in der Apotheke gekauft werden. Meist erhält man es als Granulat, in einem Preisrahmen von 6 - 12 € pro Kilogramm. Beachten Sie bitte, dass es sich hierbei um Natriumhydroxid handelt und es nichts mit dem Back-/Kaisernatron zu tun hat.

Zusätzlich sollten mehrere Schüsseln für Ätznatron, flüssige Öle und feste Fette bereitstehen. Außerdem ein Behälter mit Wasser für das Anmischen der Lauge. Diese kann in einem großen Messbecher oder in einem Eimer gemischt werden. Das Gefäß hierfür sollte auf jeden Fall hitzebeständig sein. Dazu benötigen Sie einen Schneebesen oder Quirl, um das Granulat kristall- und klumpenfrei einrühren zu können. Ein großer Topf, um das Fett auf dem Herd zu schmelzen und anschließend mit dem Öl zu vermengen, darf auch nicht fehlen. Möchten Sie Farben oder Duftöle hinzugeben, so benötigen Sie eine kleine Tasse oder Ähnliches, um diese vorzubereiten, und einen großen Kochlöffel, um es in den Seifenschleim unterzuheben. Um die fertig angerührte Seife später trocknen zu können, brauchen Sie eine Form. Die können Sie selbst machen, sich eine Kastenform mit Folie auskleiden oder kleine Silikonförmchen füllen. Es bietet sich an, eine eigene Holzform zu basteln oder eine nicht mehr benutzte Kuchenform zu verwenden.

Halten Sie außerdem Folie und Baumwolltücher bereit, um das Ganze abzudecken und anschließend lagern zu können. Wenn Sie beispielsweise Kokosfett verwenden, und dieses aus dem Glas nehmen möchten, sollten Sie auch ausreichend Löffel sowie Messer bereithalten, um das Fett portionieren zu können. Ein Plastikspatel zum vollständigen Herausstreichen des Seifenleims ist ebenfalls sinnvoll. Wenn Sie die Seife drinnen herstellen, breiten Sie ausreichend Zeitung oder andere Materialien aus, um Boden und Arbeitsfläche zu schützen. Sie sollten Wasser in der Nähe haben, falls Sie in Kontakt mit der Lauge kommen und diese abspülen müssen.

Inhaltsstoffe für Sie

Was verwenden und wofür? Die Seifenherstellung hat mit Kochen und Backen
mehr gemeinsam, als man vielleicht
vermuten mag. Wer dafür ein kleines Talent hat,
wird auch beim Seife machen Spaß haben. Aber
keine Sorge, auch wenn Sie bei dem ein oder anderen Handgriff nicht so begabt sind, werden Sie ein
tolles Ergebnis erzielen, solange Sie sich Schritt für
Schritt durch die Anleitung arbeiten.

Vor allem für kreative Köpfe ist es das reinste
Paradies. Ihnen stehen unendlich viele Zutaten und
Kombinationen zur Verfügung. Sollten Sie das erste
Mal Seife selber machen, so versuchen Sie am besten

ein fertiges Rezept und halten sich an dessen Anleitung. Wenn Sie allerdings schon in Übung sind, ist das ein guter Zeitpunkt, um sich auszuleben und eine oder mehrere Seifen nach Ihren Vorstellungen zu kreieren. Duft, Form, Farbe, Größe und vieles mehr lässt sich an Ihre Wünsche anpassen.

FESTE FETTE

Zuallererst erhalten Sie eine Liste von möglichen Inhaltsstoffen. Beginnend mit den festen Fetten sollten Sie sich zuerst entscheiden, ob Sie eine rein pflanzliche Seife herstellen wollen oder ob Sie darauf keinen Wert legen. Feste Fette sind notwendig, um zu garantieren, dass die Seife bei höheren Temperaturen fest bleibt und ihre Form beibehält. Die Regel besagt, je höher der Anteil an gesättigten Fettsäuren, desto härter wird die Seife. Üblicherweise nutzt man hiervon 30 - 65 % der Menge der Gesamtmasse. Zutaten, welche Sie benutzen können, sind zum Beispiel:

Sheabutter
Sie ist besonders hautfreundlich und eignet sich daher für sensible Haut. Bei Hauterkrankungen kann sie ohne Probleme angewendet werden. Ihre

Reichhaltigkeit an Vitaminen und Mineralstoffen verleiht ihr eine einmalige feuchtigkeitsspendende Wirkung. Die Zellregeneration wird unterstützt und die Haut wird geschmeidig und weich. Sie ist für Haut und Haare verwendbar, als Salbe oder in Cremes. Bei regelmäßiger Anwendung fördert sie sogar die Durchblutung und verbessert das Hautbild. Nennenswerte Inhaltsstoffe sind vor allem Vitamin E, Beta Karotin und Allantoin. Die übliche verwendete Menge ist 10 - 15 %.

Kakaobutter
Sie spendet eine umfassende Pflege und Feuchtigkeit und wird hauptsächlich für die Haut eingesetzt. Bei der natürlichen Elastizität der Haut wirkt sie unterstützend und besitzt eine natürliche Haltbarkeit von bis zu 12 Monaten. Zudem ist sie für ihren Anti-Aging-Effekt bekannt und die Fähigkeit, kleine Hautfältchen oder auch Dehnungsstreifen zu glätten. Die Hauptbestandteile sind, neben vielen gesättigten und ungesättigten Fettsäuren, Antioxidantien, Vitamin K und Kalium. Die übliche verwendete Menge ist 10 - 20 %.

Palmfett/Fettstange
Sie besteht meist aus einem Teil Palmöl und Rapsöl.

Die Verwendung von Palmöl ist jedem selbst überlassen, sollte aber gut bedacht werden. Palmöl steht noch immer im engen Zusammenhang mit der Abholzung des Regenwaldes. Ebenfalls wird es selten unter biologischem und ökologischem Standard hergestellt. Trotz alledem kann man auch dieses für die Seifenherstellung nutzen. Es ist günstiger zu erwerben als der Rest, da es sich um ein billiges Pflanzenfett handelt. Gern verwendet wird es, weil es ebenfalls sehr hitzebeständig und haltbar ist. Als Pflegeprodukt wirkt es rückfettend und kann ebenfalls bei diversen Hauterkrankungen Abhilfe schaffen. Enthalten sind, neben dem Hauptbestandteil Fett, geringe Mengen Vitamin A und E. Es wird Verwendung maximal kleiner Mengen empfohlen.

Mangobutter
Eine eher noch unbekanntere Zutat ist die Mangobutter. Sie orientiert sich preislich ungefähr an der Kakaobutter und wird aus den Kernen der Frucht gewonnen. Erwähnenswert ist hier vor allem die unterstützende Wirkung für die Spannkraft der Haut und ihre regenerativen Eigenschaften. Sie verleiht der Seife eine hohe Festigkeit, weshalb nicht zu viel verarbeitet werden sollte. Die Mangobutter ist

gut geeignet für empfindliche und reife Haut und wirkt sehr antioxidativ, das heißt ausgleichend auf unseren Organismus.

Kokosöl

Eine andere Möglichkeit ist Kokosöl. Dieses Öl kann ebenfalls kaltgepresst in großen Mengen erworben werden. Achten Sie hier unbedingt darauf, dass es sich um natives, also naturbelassenes und unbehandeltes Öl handelt. Kokosöl ist sehr hitzebeständig und verleiht der Seife einen schönen Schaum. Sowohl für Haut, aber auch Haare kann es angewendet werden. Der hohe Anteil an gesättigten Fettsäuren macht es lange haltbar. Zusätzlich wirkt es beruhigend und kann Unreinheiten vermindern. Wenn es bei Haarpflege Anwendung findet, stärkt es und macht es widerstandsfähiger. Die üblich verwendete Menge ist 10 - 15 %.

Schmalz

Wer auf eine vegane Alternative verzichten kann, hat die Möglichkeit, Schweineschmalz zu benutzen. Hierbei handelt es sich um ein tierisches Fett, welches, wie der Name vermuten lässt, beim Schlachtprozess von Schweinen gewonnen wird. Es entstammt hauptsächlich dem Bauchfett. Auch in der industriellen Herstellung wird es häufig verwendet, vorzugsweise auch durch seine festigende und schäumende Eigenschaft. Nicht zuletzt spielt der günstige Preis dabei eine entscheidende Rolle sowie die lange Haltbarkeit und einfache Verarbeitung. In größeren Mengen ergibt sich hiermit eine nahezu weiße Seife. Die übliche verwendete Menge ist 25 - 75 %.

Ansonsten können Sie so ziemlich mit jedem harten Fett experimentieren. Ob Sie ein Stück Pflanzenmargarine nehmen oder anderes tierisches Schmalz, ist ganz Ihrer Fantasie und Ihren Bedürfnissen überlassen.

FLÜSSIGE-/BASISÖLE

Um eine cremige und angenehme Konsistenz der Seife zu erreichen, ist ein Anteil an flüssigen Basisölen unabdingbar. Hier können Sie viel experimentieren und schauen, was für Sie am besten passt. Am Anfang hält man sich für das Selbermachen von Seife üblicherweise an die Richtlinie, 50 % flüssige Öle und 50 % feste Fette zu nutzen.

Rapsöl

Rapsöl ist ein gutes, preiswertes Öl, welches in größeren Mengen eingesetzt werden kann. Es ist nicht nur sehr umweltfreundlich in der Gewinnung, sondern besitzt auch hervorragende Pflegeeigenschaften und ermöglicht eine lange Haltbarkeit der Seife. Da es für so ziemlich alle Hauttypen geeignet ist, kann man damit nichts falsch machen. Trockenen und entzündeten Hautstellen wirkt das Öl entgegen und bleibt auch bei längerer Lagerung geruchlos. Bestandteile sind neben Vitamin E auch Provitamin A und Lecithine. Die üblich verwendete Menge ist bis zu 30 %.

Olivenöl

Der gute, gesunde Ruf eilt dem Olivenöl stetig voraus. Zurecht, denn es hat eine rundum positive Wirkung auf Ihren Organismus. Bei entzündeter oder juckender Haut sowie bei fehlender Feuchtigkeit unterstützt das Öl sehr gut. Sie haben die Möglichkeit, es auf Haut und Haaren anzuwenden. Wenn Sie viel Wert auf ein Gefühl der Sauberkeit legen, machen Sie mit dieser schaumbildenden Zutat alles korrekt. Da es sehr milde Seifen erzeugt, kann es bis zu einer Menge von 100 % angewendet werden.

Sonnenblumenöl

Das aus den Kernen gewonnene Öl wirkt mild, entzündungshemmend und vitaminreich auf der Haut. Es kann auf normaler oder Mischhaut verwendet werden. Es unterstützt mit Hilfe der enthaltenen Linolsäure die natürliche Hautbarriere und die Wundheilung. Zusätzlich stärkt und glättet es die Haarstrukturen. Das Vitamin E im Öl lässt die Haut strahlen und kann sogar leichter Akne entgegenwirken. Da es die Seife recht weich und schneller ranzig werden lässt, sollte man nur ungefähr 20 % davon verwenden und es bei kühler Lagerung innerhalb von neun Monaten aufbrauchen.

Mandelöl

Es ist besonders für sehr pflegebedürftige Haut geeignet. Durch seine stark reizlindernde Wirkung lässt es sich gut für die Pflege trockener, beanspruchter bis hin zu rissiger oder sogar schuppender Haut nutzen. Insgesamt ist das Öl sehr reichhaltig. Es enthält neben Mineralien eine Auswahl an Vitaminen wie dem Vitamin A, B2, B6 und vielem mehr. Kühl gelagert hält es sich problemlos bis zu 12 Monate. Geben Sie allerdings acht bei einer bekannten Nussallergie, die Verwendung in großen Mengen kann hierbei kontraindiziert sein. Auch für reife Haut ist das Öl eine tolle Zutat. Es stabilisiert die Zellen und schafft so optisch eine straffere Haut. Die üblich verwendete Menge ist bis zu 30 %.

Arganöl

Arganöl können Sie ebenfalls als gutes Basisöl verwenden. Es hat eine Palette an positiven Eigenschaften zu bieten und ist daher eher in der teureren Preisklasse angesiedelt. Reichhaltig an Antioxidantien und Vitamin E schützt es die Haut und wirkt antibakteriell. Die Zellregeneration wird auf natürliche Weise unterstützt und zusätzlich viel Feuchtigkeit gespendet. Das Öl ist beliebt für einen jünger aussehenden Teint und dient darüber hinaus auch dem Aufbau der Haarstrukturen sowie der Elastizität und Spannkraft. Bei entsprechender Lagerung ist es mindestens 12 Monate haltbar. Die üblich verwendete Menge beträgt bis zu 20 %.

Distelöl

Distel- sowie Sonnenblumenöl sollten bei der Seifenherstellung am besten in der ho (=high oleic) Variante verwendet werden. Das bedeutet, Öle mit einem hohen Ölsäuregehalt. Für die Haltbarkeit macht das einen entscheidenden Unterschied. Im

Normalfall sind diese Öle nämlich schnell ranzende Öle. Das Distelöl eignet sich für Mischhaut und fettige Haut und ist reich an Antioxidantien, was die Hautzellen regeneriert. Sie können das Öl auch bei Unreinheiten einsetzen oder bei der Herstellung von Shampooseife verwenden. Bis zu einer Menge von 50 % können Sie es unter Ihren flüssigen Ölen benutzen. Sollte es keine ho Qualität haben, so sollte es nur sparsam verwendet werden.

Avocadoöl
Mit diesem Öl können Sie eine sehr feine und milde Seife erzeugen, die einen leichten Schaum bildet. Die vielen enthaltenen Vitamine machen es zu einer gut verträglichen Seife, welche sich sogar für die Pflege von Babys eignet. Die unraffinierte Variante lässt die fertige Seife grünlich werden. Avocadoöl wird von der Haut sehr gut aufgenommen und wird daher auch gern als Träger für andere Öle genommen. Genauso gut kann es für die Herstellung von Haarseife genutzt werden. Die üblich verwendete Menge ist bis zu 30 %.

Zusätzlich können Sie Wachse verwenden, die dadurch gekennzeichnet sind, dass sie besonders pflegend wirken. Sie lassen sich nur schwer verseifen, weshalb Sie nur eine sehr geringe Gesamtmenge verwenden sollten (ca. 5 %).

Jojobaöl

Hierbei handelt es sich, entgegen seinem Namen, tatsächlich um ein Wachs. Das flüssige Wachs ist dem Hautfett ähnlich und kann dadurch gut aufgenommen werden. Schon sehr kleine Mengen haben einen deutlichen Pflegeeffekt für trockene und juckende Haut. Sie brauchen dabei keine Sorge haben, dass es einen Fettfilm hinterlässt.

Um die Lauge anzurühren, wird zu Beginn des Prozesses eine Flüssigkeit benötigt. Im Normalfall benutzt man hierfür Wasser. Die Wasserqualität spielt bei der Herstellung Ihrer festen Seife eine wichtige Rolle. In Gegenden mit weichem Wasser reicht es aus, wenn Sie normales Leitungswasser benutzen. Das bekommen Sie am besten heraus, wenn Sie Ihren Wasseranbieter auf seiner Website besuchen. Sollten Sie dort keine Auskunft erhalten, können Sie auch bei Ihrer Wasserversorgung anrufen. Bei einer höheren Wasserhärte ist es von Vorteil, wenn Sie destilliertes oder gefiltertes Wasser benutzen. Ansonsten könnte Ihre Seife zu hart und unbrauchbar werden. Wenn Sie bereits Erfahrungen

sammeln konnten, ist es möglich, die Flüssigkeits-
menge zu ergänzen oder ersetzen. Hierzu werden
vor allem tierische oder pflanzliche Milch oder
Milchprodukte verwendet. Wie das genau funktioniert, finden Sie später in den Anleitungen. Milchseifen sind nicht weniger haltbar als solche, die mit
Wasser hergestellt wurden. Bei dem Umgang mit
Milch in der Seifenherstellung muss jedoch einiges
beachtet werden und es ist schwieriger, ein gutes
Endergebnis zu erzeugen. Zudem kann man Seifen
auch mit Flüssigkeiten wie Tee oder Kaffee anrüh-
ren.

DUFTSTOFFE

Die Auswahl an Düften ist unglaublich groß. Vor allem wer seine Seife für den Körper benutzt, möchte
natürlich einen tollen Geruch erreichen. Durch die
Beigabe von Parfümölen oder ätherischen Ölen können Sie Ihre Seife personalisieren. Ätherische Öle
sind dabei natürliche Duftstoffe. Parfümöle hingegen werden synthetisch hergestellt und sind manchmal besser, wenn die ätherischen Öle nicht geeignet
sind. Parfümöle werden am liebsten da eingesetzt,

wo man vermeiden möchte, dass sich die Seife nachträglich verfärbt oder man gewährleisten will, dass auch bei längerer Lagerung der Duft erhalten bleibt. Ebenso kann man diese synthetischen Düfte anwenden, wenn man eine ganz spezielle Seife herstellen will. Nicht alle Duftnoten kommen in der Natur vor. Gerade süße Düfte wie Zuckerwatte und Co. kann man nun mal nicht natürlich erzeugen. Parfümöle bewegen sich meistens in einem Preisrahmen von 4 - 6 € pro 10 ml. Kauft man sie im Set, kann man allerdings einiges sparen.

ÄTHERISCHE ÖLE

Sie können die Öle in vielen Drogerien oder auch online kaufen. Die Liste der Düfte ist lang und die Entscheidung fällt manchmal ziemlich schwer. Manchmal verfärben die Öle die Seife. Deshalb sollten Sie von Beginn an darauf achten, welchen Duft Sie hinzufügen und ob die Farbe der Seife eine Rolle spielt oder nicht. Sie sind fester Bestandteil der Aromatherapie und Pflanzenheilkunde. Die Öle sind hochkonzentriert, wodurch wenige Tropfen ausreichend sind. Gewonnen werden sie aus verschiedensten

Pflanzenteilen mittels Wasserdampfdestillation. Bei der Anwendung in unterschiedlichsten Gebieten der Heilkunde entfalten sie viele positive Eigenschaften.

„Der klinische Wert von ätherischen Ölen beschränkt sich keinesfalls auf das Beduften eines Raums mittels Duftlampen und anderen Duftgeräten, die in den Wintermonaten gerne im häuslichen Umfeld verwendet werden. Erkältungsbäder, Geruchspflaster und Massageöle sind im Grunde genommen ebenfalls Anwendungsformen der Aromatherapie – ohne dass sie in diesen Fällen so benannt werden würden. In klinischen Studien wurde gezeigt, dass in der Behandlung von psychischen Krankheiten das ätherische Öl der Bergamotte als pflanzliches Heilmittel gegen Angst und depressive Beschwerden eingesetzt werden kann. Das aus Lavendel hergestellte Öl hat in einer klinischen Untersuchung von Patienten mit posttraumatischer Belastungsstörung (PTBS) bei einer täglichen Anwendung dazu beigetragen, Stress, Schlafstörungen und Stimmungsschwankungen zu reduzieren. Und das ätherische Öl des tropischen Ylang-Ylang-Baumes kann eine Linderung bei negativen Emotionen wie Wut und einem niedrigen Selbstwertgefühl herbeiführen, außerdem hat Ylang-Ylang-Duft eine beruhigende Wirkung und kann deswegen Symptome von Stressreaktionen reduzieren. Der ganzheitliche Ansatz der Aromatherapie zielt darauf ab, dass die Düfte und Öle der Aromatherapie in vielen Anwendungsgebieten heilend und stärkend auf die Einheit von Körper, Geist und Seele wirken."

Verwendet man zu wenig Öl, kann es sein, dass das Öl in der fertigen Seife nicht mehr genauso duftet wie kurz nach der Zubereitung. Das liegt daran, dass oft noch ein Teil des Duftöls verseift wird und der Geruch dahingehend nachlässt. Um zu garantieren, dass die fertige Seife ebenfalls einen zarten Duft abgibt, empfiehlt es sich, 5 - 10 ml ätherisches Öl hinzuzufügen. Öl, welches schneller verfliegt, profitiert von Trägerölen. Haben Sie schon etwas Erfahrung, können Sie mit den Düften experimentieren und eine ganz individuelle Duftnote kreieren. Anbei erhalten Sie eine kurze Liste ätherischer Öle, welche Sie gut bei der Herstellung einsetzen können:

Lavendel
Lavendelöl kann bei der Haut- und bei der Haarpflege angewendet werden. Es wirkt beruhigend und wird sogar in unverdünnter Form bei

zahlreichen Hauterkrankungen eingesetzt. Es kann entzündungshemmend und heilend auf die Haut wirken und ist für alle Hauttypen bedenkenlos einsetzbar. Besonders bei sprödem Haar schafft es Abhilfe. Das Aroma kann bei der Nutzung innerhalb von Duschseifen wohltuend auf die Atemwege wirken. Durch seine sanfte Wirkung können Sie es sogar bei Babys und Kleinkindern einsetzen.

Citrus

Ist ein sehr belebendes Öl, was erfrischend wirkt. Es macht gute Laune und hat durchblutungsfördernde Eigenschaften. Zitronenöl steigert die Konzentrationsfähigkeit und kann durch seinen Duft Stress und Ängsten entgegenwirken. In Putzseifen kann es seine fettlösende Wirkung entfalten und ist daher besonders beliebt. Zitronenöl sollte nicht pur auf der Haut angewendet werden, um Hautreizungen zu vermeiden. Das Öl kann für Haut und Haare wahre Wunder wirken. Die Haarstrukturen werden gestärkt und Schuppen vermindert.

Eukalyptus

Seife mit Eukalyptusöl hat ebenfalls eine durchblutungsfördernde und kühlende Wirkung. Auch dieses hilft bei der Anwendung von Duschseifen bei

Atemwegsproblemen. Es vermindert die Ausbreitung von Keimen und kann die Atmung stimulieren. Bei der Anwendung in einer Haarseife enthüllt es einen frischen Duft. Bei Babys und Kleinkindern sowie Allergikern sollte darauf verzichtet werden. Gut kombinieren lässt es sich auch mit würzigen oder holzigen Duftnoten.

Orange
Das ätherische Öl benötigt in Seifen ein Trägeröl, da es selbst nicht sehr beständig wirken kann. Dazu eignet sich beispielsweise Bergamottöl. Es lassen sich sehr aromatische Seifen herstellen. Es kann gut mit Zitrone oder Mandarine gemischt werden. Orangenduft wirkt auf uns stimmungsaufhellend und beruhigend, weshalb es auch im Wellnessbereich Anwendung findet. Da es stark entfettend wirkt, darf es nicht unverdünnt auf unsere Haut gelangen.

Bergamottöl
Das Öl ist meist grünlich bis dunkelbraun. Es kann antibakteriell wirken und durch die Reduktion von Stresshormonen das Stresslevel senken sowie Depressionen vorbeugen. Unverdünnt sollte es nicht aufgetragen werden. Der Duft ist für Frauen und Männer gleichermaßen geeignet. Mit seiner frischen

Note eignet es sich gut als morgendlicher Wachmacher.

Ylang-Ylang

Das Öl besitzt eine sehr blumige Note. Es wird für alle möglichen Hautprodukte benutzt. Man sagt, es wirkt talgregulierend und ist durch seine milde Wirkung für fettende Haut gut geeignet. In übermäßiger Dosierung kann es jedoch Kopfschmerzen oder Übelkeit verursachen, weshalb es sparsam angewendet werden sollte. Empfindliche Personen sollten auf einen sanfteren Duft zurückgreifen.

Rose

Das ätherische Öl ist eines der preisintensivsten auf dem Markt. Es wirkt wie Balsam für die Seele. Seine weibliche, süße Note kann bei Schlaflosigkeit und Überreizung helfen. Sie können es bei unreiner Haut wie Akne einsetzen. Seine antiseptische Wirkung ist auch für reife Haut empfehlenswert. Es passt außerdem gut zu anderen Blütendüften.

Vielleicht möchten Sie für Ihre Seifen eine interessante Duftnote ausprobieren? Nachfolgende Duftkombinationen können Sie ohne Bedenken gern einmal testen.

„Stellen Sie eine Kräuterseife her, eignet sich folgende Mischung:

- 20 g Orangenöl
- 15 g Thymianöl
- 12 g Rosmarinöl
- 7 g Lavendelöl
- 7 g Pfefferminzöl
- 2 g Teebaumöl

Einfache Duftmischung für eine blumige Seife (Rosenseifen):

- 15 g Geraniumöl
- 12 g Palmarosaöl
- 2 g Ylang-Ylang

Für Naturseifen mit einem herben und leicht würzigen Geruch:

- 30 g Orangenöl
- 15 g Teebaumöl

Naturseifen gegen unreine Haut profitieren von dieser ausgewogenen Duftkomposition:

- 15 g Lavendelöl
- 12 g Zedernholzöl

- 3 g Teebaumöl

Für Meeres- oder Algenseifen mit frischem Duft empfiehlt sich folgende Duftmischung:
- 25 g ätherisches Rosmarinöl
- 7 g ätherisches Orangenöl
- 5 g ätherisches Lavendelöl
- 5 g Lavandinöl
- 3 g Eukalyptusöl
- 3 g Zitronengrasöl"

Sollten Sie Allergien gegenüber bekannter oder einer dieser Stoffe haben, so testen Sie vorab an einer kleinen Stelle, zum Beispiel verdünnt in der Armbeuge, oder weichen Sie auf ein anderes Duftöl aus.

FARBSTOFFE

Oftmals geben die Fette oder auch die ätherischen Öle selbst Farbe an die fertige Seife ab. Sollte man jedoch einen richtig tollen, bunten, starken Farbton wünschen, gibt es Möglichkeiten, beim Seifensieden Farbstoffe hinzuzufügen. Um die Seife einzufärben, wird während des Herstellungsprozesses beispielsweise Farbe in Form von Kosmetikpartikeln eingearbeitet. Diese lassen sich im Fachhandel oder auf Plattformen im Internet ohne Probleme bestellen und sind mit großer Auswahlmöglichkeiten auch in Bio-Qualität vorhanden.

„Spezielle Farben für die sogenannten Gießseifen sind bei der Naturseifenherstellung nicht geeignet, da diese dem hohen pH-Wert nicht standhalten und schnell verblassen. Ebenso begrenzt haltbar sind Lebensmittelfarben, die ebenfalls schnell ausbleichen können. Beste Ergebnisse erzielt man hier noch mit Chinolingelb und Cochenillerot, die sich am beständigsten erweisen."

Manch einer schwört auf Fingerfarben, andere auf natürlich färbende Stoffe wie Tonerde, welche in Braun, Gelb, Rot und vielen anderen Farben erhältlich sind. Natürlich gibt es auch synthetische Färbemittel, die tröpfchenweise zum Seifenschleim hinzugegeben werden können. Man sollte allerdings immer beachten, dass das Hinzufügen weiterer Stoffe in den Seifenschleim zu einem schnelleren Andicken führen kann. Sollten Sie Ihre Seife gießen wollen, denken Sie bitte daran, dass Sie dementsprechend schneller arbeiten müssen. Wenn Sie auf natürliche

Stoffe zurückgreifen wollen, müssen Sie damit rechnen, dass die Farbe nicht so intensiv ausfällt wie mit synthetischen Partikeln. Es gibt aber viele Varianten, die Seife mit pflanzlichen Stoffen einzufärben. Beispiele dafür sind blaue Seifen, welche mit Indigo eingefärbt sind. Achten Sie darauf, dass der Farbstoff rein pflanzlich und nicht synthetisch gewonnen wurde. Eine grüne Färbung lässt sich mit vielen Pflanzenteilen erreichen. Spinat, Petersilie oder Brennnesselpulver sind dafür geeignet. Eine braune Seife können Sie mit Hilfe von Kaffee-, Zimt- oder Kakaopulver herstellen. Der Vorteil davon ist der zusätzlich aromatische Duft, der von den Zutaten ausgeht. Ein kleiner Tipp ist Paprikapulver. Wenn Sie eine feurig rote Seife erzeugen wollen, eignet sich das Pulver perfekt. Wenden Sie es dabei sparsam an. Kurkuma hingegen färbt die Seife schön gelb. Jeweils genügen 1 - 2 Teelöffel, welche mit 1 - 2 Esslöffeln Wasser aufgelöst und nach dem Andicken des Seifenschleims hinzugefügt werden.

Überfettung

Bevor Sie mit dem Seifensieden beginnen, sollten Sie sich darüber bewusst sein, wie der Seifenprozess funktioniert. Das Seifensieden, oder mittlerweile auch Kaltverfahren genannt, funktioniert, indem die Fette mit Hilfe der Lauge verseift werden. Jedes einzelne Fett hat eine eigene Verseifungszahl.

Das bedeutet, dass jedes Fett eine unterschiedliche Menge an Lauge benötigt, um komplett umgewandelt werden zu können. Wird die gesamte Masse verseift, erhält man eine sehr feste, haltbare und widerstandsfähige Kernseife. Allerdings enthält sie weniger pflegende Stoffe und wirkt austrocknender auf die natürliche Hautbarriere.

Um eine feste, funktionierende Seife zu erhalten, muss man die Verseifungszahlen genau berechnen. Wenn man die Zeit sparen möchte, jede einzelne Zahl in Fachbüchern nachzuschlagen, kann man sich im Internet mit Hilfe eines Seifenrechners Rat suchen. Hier kann man die Mengen einzelner Fette und Öle ausrechnen lassen, die an Ätznatron benötigt werden. Ein Beispiel ist dafür der "Tuula Seifenrechner" oder auch "Handmade by Kathrin". Hat man die entsprechenden Mengen angegeben, wird ebenfalls berechnet, wie viel Gramm Wasser man für die Laugenherstellung benötigt.

Möchten Sie eine pflegende Seife herstellen, so sollten Sie auf eine ausreichende Überfettung achten. Eine Überfettung beschreibt den Anteil der unverseiften Stoffe in der Seife. Je nachdem wofür die Seife benutzt werden soll, ist eine andere Überfettung angebracht. Eine Überfettung kann man entweder erhalten, indem man weniger Natriumhydroxid verwendet als angegeben oder mehr Öl benutzt.

Achtung, sollten sich weiße Zeichnungen oder Klumpen in Ihrer Seife abzeichnen, kann es sich um unverseifte Laugenrückstände handeln, welche angreifend für die Haut sind. In diesem Fall sollten Sie die Seife erst einmal an einer kleinen Stelle testen und die Seife notfalls entsorgen.

Bei einer schärferen Seife, welche für stärker verschmutzte Stellen geeignet ist, wie die Hände, reicht eine Überfettung von 1 - 4 %. Mildere Seifen, welche die Haut gut pflegen und vor allem auch als Haarpflege geeignet sind, haben meist eine Überfettung von 5 - 10 %. Sehr milde Seifen mit einer Überfettung von bis zu 15 % sind sehr rückfettend und deshalb kürzer haltbar. Oft sind diese Seifen nicht geeignet als Haarseifen, da die Haarschichten fettig und strähnig werden können. Überfettungsöle werden üblicherweise erst nach dem Andicken des Seifenleims zugegeben und dienen zur Hautpflege. Ein Anteil von 2 bis 6 % ist ausreichend. Zum Überfetten eignen sich beispielsweise Mandelöl, Avocadoöl oder Arganöl sowie verschiedene Wirkstofföle.

Arten von Seife – Rezeptsammlung

Bevor Sie eine oder mehrere Seifen selbst herstellen, müssen Sie sich entscheiden, wofür sie verwendet werden sollen. Je nach Art der Anwendung kann man die Inhaltsstoffe anpassen. Es gibt viele Möglichkeiten, die Seife zu individualisieren. Nachfolgend erhalten Sie eine Reihe an Ideen verschiedenster Seifen und Rezepte, welche sich auch für Seifen-Anfänger hervorragend eignen. Seifen in Rosenform? Kakaoseife? Kräuterpeeling?

ANFÄNGER

Sie haben noch keine Erfahrung und keine allzu großen Erwartungen an das Seifensieden? Dann eignet es sich, ein einfaches Grundrezept zuerst auszuprobieren. Dabei werden Zutaten benutzt, die leicht in der Anwendung und lang haltbar sind.

Reine Olivenölseife – Duschseife
Reine Olivenölseife ist hervorragend geeignet, um sich an das Seifensieden heranzutasten. Sie ist für viele Hauttypen geeignet. Bei diesem Rezept müssen Sie sich nicht um mehrere Zutaten gleichzeitig kümmern und können sich daher besser konzentrieren. Auf Duft und Farbstoffe wird verzichtet, da Olive in dieser Konzentration von Natur aus schon einen starken Eigengeruch aufweist. Sie benötigen:

- 420 g Olivenöl, am besten in Bio-Qualität und unbehandelt
- 140 g Wasser
- 53 g Natriumhydroxid

Es entstehen ca. 600 g feste Seife mit eine Überfettung von 5 - 6 %. Damit ist sie perfekt für die Hautpflege oder bei empfindlicher Haut als Handseife geeignet. Da Olivenöl zu den teureren Ölen zählt, können Sie auch bis zu 1/3 durch ein günstigeres Öl ersetzen. Hierbei würde sich zum Beispiel auch Kokosöl anbieten, da dieses mit Olivenöl zusammen eine schöne Schaumseife ergibt. Eine reine Olivenölseife schäumt nicht so stark. Am besten gießt man den Seifenleim in eine große Kastenform und schneidet die feste Seife später in Stücke.

25-er Rezept

Das Rezept erhält seinen Namen daher, dass es aus vier verschiedenen Fetten/Ölen besteht, die alle zu 25 % in die Gesamtmasse eingehen. Das ermöglicht ein ausgeglichenes Rezept mit guter Festigkeit und schönem Schaumverhältnis. Man kann die Gesamtmenge nach Belieben anpassen und selbst wählen. Dabei berechnet man einfach, je nach gewünschter Gesamtmasse der fertigen festen Seife, nach gewollter Überfettung die restlichen Zutaten am Seifenrechner aus.

- 25 % Palmöl, 100 g
- 25 % Kokosöl, 100 g
- 25 % Olivenöl, 100 g
- 25 % Rapsöl, 100 g
- 133 g Wasser

- 55 g Natriumhydroxid

Dabei ergibt sich nun eine Seife mit einer Überfettung von ca. 8 %. Der Seifenleim erhält eine gute Konsistenz zum Verarbeiten. Er bleibt nicht zu lange flüssig, wird aber auch nicht zu schnell fest. Das Rapsöl macht die Seife leicht und weich. Die Seife eignet sich auch zum Gießen in kleine Silikonformen.

Reine Sheabutterseife

Sheabutter ist ein Fett, welches sich dazu eignet, eine reine Seife daraus herzustellen. Sie wirkt Wunder bei trockener Haut, hat allerdings auch höhere Produktkosten. Die Seife wird fest und behält auch beim Waschen ihre ursprüngliche Form. Sie sollte als Hautpflege angewendet werden. Da hier keine anderen Öle eingesetzt werden, muss man allerdings auf einen üppigen Schaum verzichten.

- 400 g Sheabutter
- 133 g Wasser
- 49 g Natriumhydroxid

Am Ende entsteht eine Seife mit einer Überfettung von 4 - 5 %. Sie kann ebenfalls nach den ersten 24 Stunden perfekt in handgroße Stücke geschnitten werden. Je nach gewünschter Überfettung lässt sich auch dieses Rezept einfach mit einem Seifenrechner anpassen.

HAARSEIFEN

Startrezept

Die Herstellung von Haarseifen fordert schon etwas mehr Fingerspitzengefühl. Da unsere Haare andere bzw. mehr Pflege als unsere Haut benötigen, sind dementsprechend auch mehr Zutaten in einer solchen Seife enthalten. Trotzdem gibt es auch hier weniger aufwändige Rezepte. Zum Einsteigen eignet sich Folgendes.

- 75 g Kokosöl
- 75 g Distelöl
- 105 g Olivenöl
- 45 g Sheabutter
- 100 g Wasser
- 41 g Natriumhydroxid

Es entsteht eine Haarseife mit einer milden Überfettung von ca. 6 %. Sollte das Wasser recht hart sein bei Ihnen, nutzen Sie zum Nachspülen saure

Spülungen, auch als Saure Rinsen bekannt. Beachten Sie auch, dass die Haarseife das Entfärben von gefärbten oder getönten Haaren beschleunigen kann. Das Olivenöl kann hier entgegenwirken. Durch das Distelöl ist die fertige Seife perfekt für fettendes Haar.

Haarseife mit Hanföl
Hanföl ist mild und daher perfekt geeignet für Haut-, aber auch Haarseifen. Die Seife verleiht den Haaren einen natürlichen Glanz und ist gut geeignet für trockene Kopfhaut.

- 200 g Babassuöl
- 100 g Sheabutter
- 50 g Hanföl
- 50 g Rizinusöl
- 133 g Wasser
- 56 g Natriumhydroxid

RASIERSEIFEN

Das Hauptaugenmerk bei einer Rasierseife liegt darauf, dass sie relativ viel Schaum bilden muss, um gut zu funktionieren. Durch genügend Schaum gleiten die Klingen besser über die Haut und es kommt nicht zu Irritationen. Außerdem sollte sie schonend zur Haut und am besten antibakteriell wirken. Es soll einer trockenen und spannenden Haut vorgebeugt werden.

- 460 g Kokosöl
- 150 g Sheabutter
- 150 g Avocadoöl
- 150 g Olivenöl
- 90 g Rizinusöl
- 320 g Wasser
- 144 g Natriumhydroxid

Wenn Sie eine kleinere Menge Rasierseife produzieren wollen, passen Sie die jeweiligen Mengenangaben einfach an und errechnen Sie sich die neue Menge an NaOH. Sollte die Seife von Männern für die Gesichtsrasur benutzt werden, eignet sich zusätzlich ein Rasierpinsel zum Aufschäumen.

Wer auf weniger Zutaten schwört, kann folgendes Rezept versuchen.

- 450 g Kokosöl
- 300 g Olivenöl
- 150 g Rapsöl
- 100 g Rizinusöl
- 310 g Wasser
- 149 g Natriumhydroxid

Das Olivenöl wirkt sich beruhigend auf die beanspruchte Haut aus und das Rapsöl festigt die schaumbildenden Öle, sodass der Schaum fein und beständig wird. Die Rasierseife hat eine Überfettung von ca. 4 %, was sich positiv auf die Schaumbildung auswirkt (3 - 6 % sind bei dieser Art von Seifen ideal).

SPEZIELLE SEIFEN

Peeling

Was wäre einfacher, als Seife und ein Körperpeeling getrennt benutzen zu müssen? Richtig. Eine Peelingseife. Auch die kann man ganz einfach mit etwas Geschick selbst herstellen. Der Vorteil von Peelings ist, dass alte Hautschüppchen abgetragen werden. Die weiche, glatte Haut kann dann an die Oberfläche kommen. Ihr Teint wirkt strahlender und jünger, glatter. Auch für Pflegeprodukte ist Ihre Haut danach wieder aufnahmebereiter als zuvor. Man nennt diese Art von Seifen auch Scrub Seifen. Es eignen sich dazu Haferflocken, grobes Meersalz oder auch Zucker.

- 275 g Meeressalz grob
- 200 g Kokosöl
- 200 g Rapsöl
- 75 g Reiskeimöl
- 75 g Sojaöl
- 200 g Wasser
- 86 g Natriumhydroxid

Die Seife ist aufgrund des groben Peelings für die Gesichtspflege ungeeignet. Einen Teil des Meersalzes direkt auf den Grund der Form geben, den Rest sollten Sie unter den fertigen Seifenleim heben. Meersalz als Peeling kann auch in jedem anderen Rezept verwendet werden. Hierzu mischt man einfach 50 % der Gesamtfettmenge grobes Meersalz hinzu.

Kräuterseife

Die Seife besticht vor allem durch ihren extrem aromatischen und natürlichen Geruch. Sie wirkt belebend und ist ein echter Hingucker.

- 450 g Sonnenblumenöl
- 400 g Kokosöl
- 100g Palmfett
- 50 g Kakaobutter
- 350 g Wasser
- 148 g Natriumhydroxid
- 20 g ätherisches Öl Zitrone
- 10 g ätherisches Öl Pfefferminz
- 10 g Tonerde (grün)
- 10 g Kurkuma
- ca. 5 g getrocknete Kräuter gemahlen, z.B.: Minze, Lavendel, Kamille, Linde

Die Tonerde und Kurkuma geben der Seife eine unverwechselbare Farbe. Die Kräuter können teils auf den Boden der Form sowie in den fertigen, puddingartigen Seifenleim gegeben werden. Die Seife ist besonders feuchtigkeitsspendend und pflegend für die Haut.

Kakaoseife

Jetzt wird es süß, aromatisch und zum Anbeißen. Die Seife sieht nicht nur toll aus, sondern riecht auch nach Schokolade. Nach 4 Wochen Reifung ist die Seife je nach Form schon bereit zum Benutzen.

- 450 g Olivenöl
- 350 g Kokosöl
- 220 g Avocadoöl
- 230 g Rapsöl
- 150 g Sonnenblumenöl
- 100 g Kakaobutter
- 410 g Wasser
- 203 g Natriumhydroxid
- 1 EL Kakaopulver, ungezuckert
- ggf. Aromaöl Kakao

Aloe Seife mit Mohn

Diese Seife ist mit ihrer hohen Überfettung und dem zusätzlichen Kick durch das Aloe Vera Gel etwas ganz Besonderes. Sie ist extrem pflegend und super für den Winter geeignet, wo unsere Haut auf eine Extraportion Feuchtigkeit angewiesen ist.

Am besten eignet sich frisches Aloe Vera Gel aus der Pflanze, welches später mit einem Schluck Wasser in den Seifenleim gegeben wird. Natürlich können Sie das Gel aber auch käuflich erwerben.

- 250 g Kokosöl
- 225 g Olivenöl
- 200 g Babassuöl
- 200 g Reiskeimöl
- 75 g Kakaobutter
- 50 g Rizinusöl
- 250 g Wasser
- 50 g Aloe Vera Gel + 30 g Wasser
- 136 g Natriumhydroxid
- 1 EL Mohnsamen

Die Seife hat eine Überfettung von ca. 12 %. Wenn Sie das Rezept mit einer niedrigeren Überfettung nachkochen wollen, entnehmen Sie sich die Mengen aus einem Seifenrechner.

Milchseife
Wer schon einmal eine Milchseife benutzt hat, weiß ihre feine weiche Konsistenz und ihre Pflege zu schätzen. In der Herstellung ist sie allerdings eher etwas für Profis. Trotzdem kann man mit dem richtigen Rezept ein tolles Ergebnis erzielen, auch mit weniger Übung. Für die Herstellung einer solchen Seife eignen sich so ziemlich alle Milchprodukte.

Diese können auch pflanzlicher Art sein.

- 350 g Olivenöl
- 200 g Kokosöl
- 125 g Rapsöl
- 100 g Palmöl
- 100 g Sheabutter
- 100 g Mandelöl
- 25 g Rizinusöl
- 320 g Vollmilch (oder andere pflanzliche Alternative)
- 50 g Haferflocken, grob gehackt
- 3 TL Honig
- ca. 20 g ätherisches Öl nach Wahl
- 136 g Natriumhydroxid

Die Seife hat eine mittlere Überfettung von ca. 6 %. Der Umgang mit Milch bei der Seifenherstellung erfordert etwas Geschick. Sie sollten sich alle Zutaten gut vorbereiten. Vorab sollten Sie wissen, dass Milch immer in gefrorener Form verarbeitet werden sollte, um die Frische bei der Verarbeitung trotz hoher Temperaturen zu garantieren. Das heißt ca. 80 % der verwendeten Milch sollten Sie in Eiswürfel frieren und so zusammen mit dem Ätznatron und den restlichen 20 % flüssiger Milch zur Lauge vermengen. Durch die entstehende Hitze werden die Eiswürfel schmelzen.

Die Haferflocken sollten Sie zuvor grob zerkleinern. Den Honig können Sie in den Seifenleim einarbeiten. Sollten Sie andere Milchprodukte verwenden wollen, so eignet es sich, diese erst zum Schluss in den Seifenleim zu geben und die Menge an Wasser bei der Herstellung der Lauge abzuziehen. Milchseifen sollten zudem nicht isoliert reifen. Das bedeutet, dass Sie darauf achten sollten, dass der abgefüllte Seifenleim zwar bedeckt, aber nicht luftdicht verschlossen gelagert wird. Auf eine Folie können Sie also verzichten. Es bietet sich an, die Seife über Nacht in den Kühlschrank oder in den kalten Monaten über Nacht auf den Balkon zu stellen.

Rosenblüten Seife

Als Geschenkidee oder als Handseife eignet sich diese Seife perfekt. Geschmückt mit tollen Blüten und einem lieblichen Duft nach Rosen.

- 550 g Kokosöl
- 300 g Rapsöl
- 125 g Sheabutter
- 25 g Olivenöl

- 320 g Wasser
- 155 g Natriumhydroxid
- 20 g ätherisches Öl Rose
- getrocknete Blüten/Knospen als Deko

Die Blüten können Sie auf den in die Form gegossenen Seifenleim geben, um ein schönes Ergebnis zu erzielen.

SEIFENRESTE

Wer kein Seifensäckchen zur Hand hat, aber gern trotzdem die angesammelten Seifenreste verbrauchen möchte, kann dies auf eine ähnliche Weise tun. Beim Duschen, Händewaschen und so weiter bleiben immer Reste übrig? Wegschmeißen ist nicht nötig. Nehmen Sie eine Seifenform zur Hand, denn Sie können diese kleinen Stücke noch immer verwenden. Erhitzen Sie hierzu einfach Wasser und lassen die Stücke langsam im Wasserbad schmelzen. Anschließend können Sie sie einfach zu einer neuen Seife gießen und nach Lust und Laune sogar noch einfärben oder Duftöle hinzugeben.

Anleitung

U m Seife herzustellen, gibt es verschiedene Verfahren. Am häufigsten wird industriell das sogenannte Fettsäure-Verseifung Verfahren hergestellt. Dabei erfolgen zwei voneinander getrennte Schritte. Auch andere Möglichkeiten, wie das Kernseifenverfahren oder das Heißverfahren, werden noch angewendet.

Um eine eigene Seife zu machen, wird für zu Hause allerdings die gleiche Vorgehensweise wie bei Naturprodukten empfohlen, das Kaltverfahren. Es ist am einfachsten umzusetzen und hat dazu noch andere Vorteile. Das Kaltverfahren wird auch oft noch als Seifensieden bezeichnet. Hierbei kommt es meist bei dem ursprünglichen Vermengen zu einer Temperatur von 40 - 65 °C. So kalt ist der Prozess also gar nicht.

Dadurch, dass die Seife nicht ausgesalzt wird, das heißt, die Stoffe auch nicht getrennt werden, verbleibt auch das wertvoll pflegende Glycerin in der fertigen Seife. Durch die überwiegend niedrigen Temperaturen bleiben viele gute Inhaltsstoffe, wie Vitamine, erhalten. Nutzen Sie hochwertige Öle in guter Qualität, sind die Seifen vor allem für sensible Haut oder Menschen mit Allergien gut geeignet, da auf künstliche Zusätze verzichtet wird. Der einzige Nachteil des Verfahrens ist eine länger benötigte Reifezeit der Seife.

Um den Prozess besser nachvollziehen zu können, bekommen Sie einen groben Überblick über die ablaufenden Schritte. Die angegebenen Stoffe und Mengen entstammen einem Grundrezept für feste Seife und können durch jedes andere Rezept mit passenden Mengenangaben ersetzt werden.

Bsp.: Zuerst sollten Sie sichergehen, dass Sie das Rezept und die Anleitung griffbereit haben und jederzeit Einsicht nehmen können. Die Arbeitsfläche sollte abgedeckt und die Utensilien vorbereitet sein.

Zu Beginn stellen Sie die Natronlauge her. Hierzu berechnen Sie am Anfang genau, welche Mengen Ätznatron und Öle Sie benötigen. Hierbei kann ein Seifenrechner online Abhilfe schaffen. Auch finden Sie die Verseifungszahlen und die Berechnung der Überfettung in verschiedenen Fachbüchern.

1.   Im ersten Schritt wird die Natronlauge hergestellt. Bei diesem Vorgang ist es sehr wichtig, dass man uneingeschränkt Augen und Haut schützt. Schutzkleidung ist unerlässlich. Da sie recht heiß wird und am längsten zum Abkühlen braucht, beginnen Sie damit. Dazu messen Sie die benötigte Menge an Wasser (330 Gramm) oder einer anderen Flüssigkeit grammgenau auf der Waage ab.

2. Achtung, geben Sie unter Rühren nun die 137 Gramm Granulat des Natriumhydroxids dazu. Schütten Sie niemals das Wasser zu dem Ätznatron. Die Kristalle des Ätznatrons sollten komplett aufgelöst sein.

3. Während des Schrittes wird die Flüssigkeit trüb und dann wieder klar. Bis die Lauge klar ist, rühren Sie vorsichtig weiter. Anschließend lassen Sie die Mischung auf Zimmertemperatur abkühlen. Am

besten geeignet ist ein Ort, wo weder Tiere noch Kinder die warme Masse erreichen können.

4. Danach messen Sie die festen Fette ab und schmelzen 200 Gramm Kokosöl unter geringer Hitze. Versichern Sie sich, dass das Öl nicht zu heiß wird, da wichtige Inhaltsstoffe dann nicht verloren gehen können.

5. Als Nächstes messen Sie alle Öle bzw. flüssigen Zutaten genau ab und geben sie zu dem schmelzenden Fett. In diesem Fall sind es 800 Gramm Olivenöl.

6. Vermengen Sie beides gut miteinander und lassen Sie auch diese Mischung auf Zimmertemperatur abkühlen.

7. Falls Sie einen Duft oder einen Farbstoff zu Ihrer Seife hinzufügen wollen, so ist jetzt der passende Zeitpunkt dafür. Damit sich beides besser im Seifenschleim löst, können Sie es mit 2 Esslöffeln Wasser oder Öl vermischen. Achtung, beides wird noch nicht hinzugegeben, sondern nur bereits vorbereitet.

8. Im nächsten Schritt sollten Sie die Schutzkleidung wieder anlegen. Nun wird es ernst. Nehmen Sie Ihren Pürierstab und geben Sie die fertige, abgekühlte Lauge zur Öl-Fett- Mischung. Je nach Menge und verwendetem Öl kann das Rühren bis zu 10 Minuten

dauern.

9. Rühren Sie so lange, bis sich eine glatte Masse ergibt. Die Konsistenz sollte zwischen frisch gekochtem Pudding und Cremesuppe liegen. Fertig ist es, wenn sich auf der Oberfläche langsam Schlieren bilden.

10. Wenn Sie Farb- oder Duftstoffe hinzugeben wollen, so nehmen Sie sich einen Holzlöffel oder Ähnliches und heben Sie sie unter. Bei diesem Rezept sind keine Duftstoffe notwendig. Verwenden Sie allerdings welche, so beachten Sie, dass das den Seifenschleim schneller und stärker andicken lässt. Sie müssen also schneller arbeiten.

11. Wenn die Masse noch cremig flüssig ist, ist sie perfekt, um sie zu gießen. Nehmen Sie sich Ihre vorbereitete Form und gießen Sie die Masse gleichmäßig hinein. Decken Sie die Form beispielsweise mit Folie ab und lassen Sie sie 24 Stunden bei Zimmertemperatur ruhen.

12. Sollte die Seife nun schon fester geworden sein, können Sie sie herausholen und in handgroße Stücke schneiden. Die Seife ist zwar nun nicht mehr ätzend, sollte aber trotzdem nicht zu viel mit Ihrer Haut in Kontakt kommen. Anschließend muss sie

noch 6 - 8 Wochen reifen. Hier wird die restliche Lauge verseift, der pH-Wert fällt noch etwas und die Seife wird milder. Überschüssige Flüssigkeit verdunstet aus der Seife und lässt sie fester werden.

13. Die Seife sollte vor dem Verschenken oder endgültigen Benutzen immer erst getestet werden. Beachten Sie, dass die Seife weniger Zeit zum Reifen braucht, wenn sie in kleinere Formen gegossen ist.

14. Damit die Seife perfekt wird, sollte sie noch 5 - 8 Monate nachreifen. Das ist allerdings nicht bei jeder Seife der Fall. Oft reichen 3 - 8 Wochen aus. Je länger die Seife reift, desto milder wird sie jedoch. Bei diesem Rezept bleibt immer ein unverseifter Teil übrig. Das Ganze wird Überfettung genannt. Diese Seife hat eine Überfettung von ca. 5 %.

Lagerung und Umgang

Vielleicht haben Sie sich schon einmal gefragt, ob Seife eigentlich schlecht werden kann? Die Antwort ist ja. Da die selbstgemachten Seifen Naturprodukte sind und daher Fette und Öle enthalten, können sie ranzig werden. Dass eine Seife beginnt zu verderben, erkennen Sie, wenn sich die Duftstoffe allmählich zersetzen und Sie einen ekelerregenden Geruch feststellen.

Um eine selbstgemachte Seife lange benutzen zu können, ist es wichtig, richtig damit umzugehen und über die perfekte Lagerung Bescheid zu wissen.

Grundsätzlich sind Seifen, je nach ihren Bestandteilen, mehrere Monate bis Jahre haltbar. Je höher die Überfettung der Seife, desto weicher und damit verderblicher ist sie.

Mittlerweile gibt es einige Gefäße und Möglichkeiten, Seifen zu lagern. Hierbei wird darauf geachtet, dass genügend Luft an die Seife kommt und sie nach der Benutzung ausreichend trocknen kann. Das können Seifenschalen aus Porzellan oder Holz sein, mit oder ohne Ablauf. Auch ein Gitter oder Seifensäckchen sind super, um die Seife abtropfen zu lassen. Nach der Benutzung ist es ratsam, Verunreinigungen von der Seife zu entfernen. Ihre Seife sollten Sie immer kühl lagern, auch wenn sie üblicherweise bis mindestens Raumtemperatur hitzebeständig ist. Schon während des Reifeprozesses sollten Sie auf eine niedrige Temperatur und ausreichend Luftzufuhr achten.

Nun könnte man meinen, dass ein Stück Seife, was immer wieder in die Hand genommen wird, und das vielleicht noch von mehreren Personen, sehr viel unhygienischer ist als zum Beispiel Flüssigseife. Natürlich bietet die Seifenoberfläche eine Angriffs- und Brutfläche für Keime. Allerdings ist das nur der Fall, wenn sie nicht richtig trocknet. Bei der Benutzung durch verschiedene Personen müssen Sie sich keine Sorgen machen, dass Sie sich dabei mit Keimen oder anderem infizieren können.

Ist ein festes Stück Seife also überhaupt hygienisch?

"Die New York Times widmete sich kürzlich in einer Gesundheitskolumne dieser Frage – und kam zu einem interessanten Ergebnis: Feste Seifenstücke übertragen keine Bakterien oder Krankheiten. Die New York Times berief sich dabei auf verschiedene Studien – die gründlichste stammt aus dem Jahr 1965: Forscher hatten ihre Hände für Experimente mit fünf Millionen Bakterien kontaminiert, darunter E.coli und Staphylokokken. Anschließend wuschen sie ihre Hände mit einem Seifenstück. Danach benutzten andere (unbelastete) Personen die Seife. Die Analyse zeigte: Die Bakterien wurden nicht auf die nachfolgenden Benutzer übertragen. Mehrere ähnliche Studien – unter anderem aus den 80er-Jahren – konnten bestätigten, dass sich auf den Seifenstücken zwar Bakterien befinden können, diese aber nicht übertragen werden, berichtet die New York Times."

Nachfolgend möchte ich Ihnen noch einmal ein

paar Möglichkeiten aufführen, Ihre Seife richtig zu lagern. Die wohl am häufigsten verwendete Variante sind Seifenschalen. Mittlerweile gibt es sie aus zahlreichen Materialien. Holz, Keramik, Glas oder Silikon sind typische Stoffe. Wichtig ist nur, dass es einen Ablauf für übriges Wasser gibt bzw. dass Sie darauf achten, dass die Seife nicht am Boden der Schale aufliegt. Das funktioniert am besten, wenn die Schale am Boden mit Noppen oder Rillen ausgestattet ist, sodass sich die übrige Flüssigkeit nicht an der Seife ansammelt. Achten Sie unbedingt darauf, dass Sie Ihre Seifenschale regelmäßig mit heißem Wasser reinigen, um zu verhindern, dass sich Reste ansammeln oder Keime in dem feuchten Milieu vermehren können.

Ist Ihr Seifenstück schon etwas getrocknet oder Sie wollen es in den Urlaub mitnehmen, so eignen sich verschließbare Seifendosen für den Transport. Die gibt es aus Holz, Kunststoff oder auch Aluminium mit passenden Luftlöchern. Haben Sie mal ungenutzte Seife, können Sie diese auch in Butterpapier oder dünnen Baumwolltüchern eingewickelt an einem kühlen Ort lagern.

Brauchen Sie das Seifenstück öfter, zum Beispiel

als Handseife an Ihrem Waschbecken, so gibt es die Möglichkeit, sie an einen Magneten zu hängen. Diese sehr alte Variante findet mittlerweile wieder viel Beliebtheit unter den Seifenanhängern. Hierbei wird ein Magnet an der Wand angebracht und ein Metallplättchen in der Mitte des Seifenstückes. So haben Sie die Möglichkeit, die Seife für das Händewaschen abzunehmen und danach einfach wieder trocken, ohne Aufwand, zu „lagern".

Weitere Varianten sind Seifenablagen. Sie ähneln im Zweck den Seifenschalen. Das Wasser soll ohne Probleme ablaufen können und die Seife an der Luft trocknen. Als Ablage dienen meistens aus Kordel- oder Baumwollfaden bestehende Untersetzer, welche gehäkelt oder gestrickt sind. Auch geeignet sind sogenannte Seifenigel oder Luffa Schwämme. Wer ein Seifensäckchen benutzt, kann die Seife auch darin zum Trocknen aufhängen. Seifensäckchen sind meist aus Baumwollgarn oder Sisal gewebt oder gehäkelt und lassen sich damit auch gut selber machen. In den kleinen Beuteln sind Löcher, welche das Trocknen ermöglichen. Seifensäckchen können jedoch nicht nur dazu, sondern auch zum Waschen mit fester Seife verwendet werden. Wer schon einmal ein Stück Seife mit nassen Händen aufnehmen wollte, weiß, wie rutschig das Ganze ist. So ein Säckchen ist dafür ideal. Es lässt die Seife schön schäumen und bringt zusätzlich noch einen leichten Peeling Effekt. Sollten Sie viele kleine Seifenstücke übrig haben und nicht mehr mit bloßer Hand benutzen können, so legen Sie diese in einen Seifensack und brauchen Sie sie einfach auf. Ist die Seife darin aufgebraucht, haben Sie die Möglichkeit, das Säckchen bei bis zu 30 °C zu waschen, bei Baumwollsäckchen sogar bei höheren Temperaturen.

Eine saubere Sache

Ist Seifensieden wirklich etwas für mich?

Wenn Sie sich diese Frage am Anfang gestellt haben oder Sie stellen Sie sich noch immer, dann sollten Sie Folgendes bedenken. Es gibt viele gute Gründe, seine eigene Seife herzustellen. Auch wenn es am Anfang etwas dauern kann, bis man mit der Materie vertraut ist und man nicht ganz den Überblick behalten kann, so findet man vielleicht mehr Freude daran, als man anfangs denkt. Seife selbst herzustellen, ist definitiv lohnenswert, vor allem, wenn man etwas in der Übung ist und man die nötige Zeit besitzt. Es spricht natürlich nichts dagegen, sich hin und wieder fertige Naturkosmetik zu kaufen, allerdings sollten Sie bedenken, wie einfach es auch zu Hause hergestellt werden kann. Dadurch, dass man beliebig viele Formen mit der Seife füllen kann und sich die Menge selbst auswählt, kann man auch mit wenig Aufwand auf Dauer eine große Menge an Seife lagern und sich einen eigenen kleinen Vorrat anschaffen. Seife ist schließlich etwas, das immer wieder gebraucht wird.

Ebenso sinnvoll ist es, Seife zum Verschenken oder als Dekoration selbst zu machen. Mit wenigen Zutaten und 1 - 2 Stunden Zeit haben Sie die Möglichkeit, verschiedene Pflegeprodukte zu Hause selber zu machen. Ob Haar- oder Duschseifen, Rasierseifen oder Peelingseifen, mit den Rezepten können Sie sich durchprobieren und finden sicherlich mindestens eines, das für Sie passend ist. Auch wenn man gewisse Vorsichtsmaßnahmen treffen muss, so ist Seifensieden nicht viel gefährlicher, als zu Hause zu kochen. Mit den richtigen Werkzeugen und ein bisschen Hintergrundwissen ist es für jedermann machbar, selbst tätig zu werden. Dabei ist jedoch nicht gemeint, dass Sie die Gefahren oder die Herstellung auf die leichte Schulter nehmen sollten. Dennoch müssen Sie mit einer entsprechenden

Vorbereitung keine Angst davor haben.

Wer auf Dauer seine Seife selbst macht, spart ebenfalls bares Geld und erzielt positive Effekte für Haut und Haare. Das Seifensieden ist noch viel umfänglicher und tiefgründiger und kann bis zum Kleinsten perfektioniert werden. Sollte Ihnen dieser Ausblick über die Seifenherstellung bereits gefallen und Ihr Interesse geweckt haben, gibt es zahlreiche Möglichkeiten, noch umfassender damit in Kontakt zu treten. Richtig Lust und Laune findet man vor allem dann, wenn man in der Praxis bereits Erfahrungen gesammelt hat und beginnen kann, eigene Ideen und Rezepte umzusetzen.

Herstellung und Verlag:

BoD – Books on Demand, Norderstedt

ISBN: 9783752611250

© Luisa Moschner 2020

1. Auflage

Kontakt: Psiana eCom UG/ Berumer Str. 44/ 26844 Jemgum

Covergestaltung: Fenna Larsson

Coverfoto: depositphotos.com

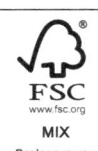